:: Bureau des Commandes ::
10, Rue de Rome - PARIS (8e)

LE LIVRET MÉDICAL
:: ET SANITAIRE ::

(Carnet de Santé, individuel et privé)

1re ÉDITION

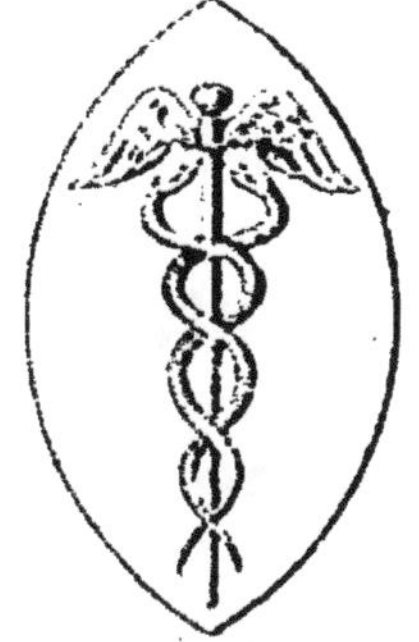

Prix : 1 fr. 50

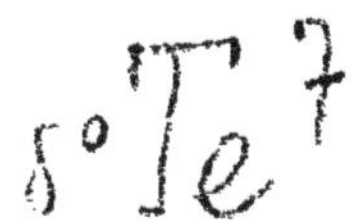

En aucune circonstance il ne peut être demandé à l'intéressé communication de ce livret qui ne doit lui servir que dans son intérêt propre et n'est communiqué au médecin traitant que sous la garantie du secret professionnel

NOTA. -- Ce carnet est destiné à suivre, au cours de sa vie entière, son détenteur, à noter les faiblesses de son organisme dans un but de protection contre elles, à dépister les maladies cachées et les tares, à aider à les guérir ou à les atténuer après les avoir dépistées, à en prévenir les conséquences -- à établir tout diagnostic constitutionnel utile -- à noter et à garder trace précise de toute maladie aiguë, de façon à ce qu'en cas de maladie consécutive le médecin soit éclairé nettement sur les antécédents.

Faites-le remplir par un médecin ou sous la direction d'un médecin.

e Livret Médical et Sanitaire

....

le

ʼTA. — Les inscriptions ci-dessus sont facultatives. — Le nom peut
rigueur être remplacé par tout signe conventionnel qui fixerait l'identité.

NOTA. -- Ce carnet est destiné à suivre, au cours de sa vie entière, son détenteur, à noter les faiblesses de son organisme dans un but de protection contre elles, à dépister les maladies cachées et les tares, à aider à les guérir ou à les atténuer après les avoir dépistées, à en prévenir les conséquences -- à établir tout diagnostic constitutionnel utile -- à noter et à garder trace précise de toute maladie aiguë, de façon à ce qu'en cas de maladie consécutive le médecin soit éclairé nettement sur les antécédents.

Faites-le remplir par un médecin ou sous la direction d'un médecin.

e Livret Médical et Sanitaire

le

ɪTA. — Les inscriptions ci-dessus sont facultatives. — Le nom peut
rigueur être remplacé par tout signe conventionnel qui fixerait l'identité.

Antécédents héréditaires

Observations à la Naissance

(à terme ou avant terme)

Vaccinations

Tableau de croissance en Taille des 12 premiers mois

AGE	Moyennes	Taille du Bébé	AGE	Moyennes	Taille du Bébé
Naissance...	0 m. 50		7 Mois.....	0 m. 65	
1er Mois....	0 m. 54		8	0 m. 66	
2e — ...	0 m. 57		9	0 m. 67	
3e —	0 m. 60		10	0 m. 68	
4e —	0 m. 62		11	0 m. 69	
5e — ...	0 m. 63		12	0 m. 70	
6e —	0 m. 64				

Tableau de croissance en Poids des 12 premiers mois

AGE	AUGMENTATION EN POIDS				Totaux par mois des poids	
	Par Mois	Par Jour	Par Mois	Par Jour	Moyens	Du Bébé
	A la naissance : 3 kilos 500		du Bébé :			
1er Mois..	750 gram.	25 gram.			4 k. 250	
2 — ..	700 —	23			4 950	
3 — ..	650 —	22			5 600	
4 — ..	600 —	20			6 200	
5e — ..	550 —	18			6 750	
6e ..	500 —	17 —			7 250	
7e ..	450 —	15 —			7 700	
8 — ..	400	13			8 100	
9 ..	350 —	12 —			8 450	
10 — ..	300 —	10 —			8 750	
11 — ..	250 —	8			9 »	
12 — ..	200	7			9 200	

Tableau de Poids et Taille moyens des Enfants et des Adultes jusqu'à 15 ans

AGE	Poids	Taille	AGE	Poids	Taille	AGE	Poids
1 an.......	9 kilos	70 cent.	6 ans	16 kil. 500	111 cent.	11 ans....	26 kilos
2 —.......	11 — 500	85 —	7 —	18 500	121 —	12 —	30 —
3 —.......	13 —	93 —	8 —	20 —	125 —	13 —	34 —
4 —.......	14 —	97 —	9 —	22 —	128 —	14 —	38 —
5 —.......	15 —	103 —	10 —	24 —	130 —	15 —	45 —

Tares ou faiblesses constitutionnelles

(Traitements à suivre et précautions à prendre)

Examens systématiques des organes et des fonctions

(A renouveler au moins chaque 2 ans, même en cas d'intégrité)

Cœur

Tension artérielle

Poumons

Examens cliniques

Examens radioscopiques

(Il y a intérêt à les faire pratiquer systématiquement principalement durant les périodes de croissance)

Reins

Foie

Voies digestives

Dentition (Enfants)

DENTS		DATE de la SORTIE	DENTS		DATE de la SORTIE
1er Groupe :			4e Groupe :		
Incisives médianes inférieures.	1		Petites molaires de côté.	9	
	2			10	
2e Groupe :				11	
Incisives latérales supérieures.	3			12	
	4		5e Groupe :		
	5		Canines.	13	
	6			14	
3e Groupe :				15	
Incisives inférieures.	7			16	
	8		Dernières molaires	17	
				18	
				19	
				20	

Dentition (Adultes)

Examens de laboratoire

Urine

Albumine

Sucre

Autres éléments

Sang

Crachats

Matières fécales

Vision

Œil

Droit | Gauche

Audition

Oreille

Droite | Gauche

Nez

Gorge

Maladies chroniques constitutionnelles et congénitales

Insuffisances glandulaires

Organes génitaux

(Toute femme stérile doit savoir que souvent une imperfection dans le fonctionnement de ses organes génitaux est la cause de sa stérilité et que le médecin peut y remédier)

Grossesses

Examen des dispositions anatomiques devant faciliter ou rendre difficile l'accouchement. (Présentation au dernier mois)

Accouchements

Façon dont se sont accomplis l'accouchement et la délivrance. (Ces renseignements sont utiles à conserver pour des grossesses ultérieures)

Examens radiologiques

Maladies aiguës, ou crises aiguës de maladies chroniques, ou traumatiques

DATES	

Maladies aiguës, ou crises aiguës de maladies chroniques, ou traumatiques

DATES

Maladies aiguës, ou crises aiguës de maladies chroniques, ou traumatiques

DATES	

Maladies aiguës, ou crises aiguës de maladies chroniques, ou traumatiques

DATES	

Maladies aiguës, ou crises aiguës de maladies chroniques, ou traumatiques

DATES	

Maladies aiguës, ou crises aiguës de maladies chroniques, ou traumatiques

DATES

Maladies aiguës, ou crises aiguës d
maladies chroniques, ou traumatique

DATES	

Maladies aiguës, ou crises aiguës de maladies chroniques, ou traumatiques

DATES	

Maladies aiguës, ou crises aiguës de maladies chroniques, ou traumatiques

DATES	

'raitements suivis chaque année

(N'inscrire les traitements que dans leurs grandes lignes)

DATES	

Traitements suivis chaque année

(N'inscrire les traitements que dans leurs grandes lignes)

DATES	

Traitements suivis chaque année

(N'inscrire les traitements que dans leurs grandes lignes)

DATES	

Traitements suivis chaque année

(N'inscrire les traitements que dans leurs grandes lignes)

DATES	

Aptitude aux différents Sports

(Pratique des différents sports et performances réalisées aux différents âges)

Alpinisme

Automobilisme

Aviation

Aviron

Boxe

Course à pied

Cyclisme

Equitation

Escrime

Football

Gymnastique

Lutte

Marche

Natation

Patinage

Poids et haltères

Saut

Tennis

APTITUDE PHYSIQUE, SPORTS

On ne doit se livrer à la pratique des sports qu'après avoir vérifié son aptitude aux différents sports et pris l'avis du médecin. Au cours de la pratique d'être suivi par le médecin qui appréciera leurs réactions sur l'organisme

AGE	APTITUDE AUX SPORTS EN GÉNÉRAL					EXAMEN SPIROMÉTRIQUE	TAILLE	POIDS	ENVERGURE	MENSURATIONS PÉRIPHÉRIQUE					
	CŒUR cote de 0 à 20	POUMONS cote de 0 à 20	PÉRIMÈTRE thoracique		Indice Respiratoire Différence de la circonférence périphérique aux mamelons, entre l'inspiration et l'expiration forcées, la moyenne normale est de 7 centimètres.					BRAS		AVANT-BRAS		CUISSES	
			en inspiration forcée	en expiration forcée						droit	gauche	droit	uche	droite	gauche
8 Ans															
9 —															
10 —															
11 —															
12 —															
13 —															
14 —															
15 —															
16 —															
17 —															
18 —															
19 —															
20 —															
21 —															
22 —															
23 —															
24 —															
25 —															

Les Commandements de l'Hygiène

1° Le premier des biens est la Vie, le second la Santé.

2° Le plus grand des devoirs sociaux est de ménager sa vie et sa santé, et de respecter celles des autres.

3° Les négligents, les insouciants, finissent toujours par être durement frappés.

4° Il est plus facile de prévenir que de guérir.

5° Les maladies prises à leur début sont pourtant presque toujours guérissables.

6° Vous pourrez vivre longtemps et normalement lorsque vous saurez vous limiter à vos possibilités physiologiques et accomoder votre vie à vos tares ou à vos infériorités physiques.

7° Evitez pour vous et pour les autres les contagions. Vous rendrez ainsi service, non seulement à la grande masse de vos semblables qui ne doit pas vous être indifférente, *mais à ceux que vous aimez et à vous-même*. Si votre médecin découvre chez vous le moindre début de maladie contagieuse, en vous soignant pensez aux autres, si vous voulez qu'ils pensent à vous : *Evitez de la propager.*

8° Pour tout celà connaissez-vous vous-même.

Pour vous connaître suivez les indications du *Livret Médical et Sanitaire*. Faites-vous examiner régulièrement et systématiquement par un médecin.

NOTE IMPORTANTE

Les parents, soucieux de l'avenir physique et de la santé de leurs enfants, auront le plus grand intérêt à les faire examiner aux diverses périodes de leur âge pour faire remplir, par un médecin, *Le Livret Médical et Sanitaire* qui les suivra dans leur vie entière, permettra de restaurer à temps un organisme présentant des points faibles, et apportera dans les maladies qui suivront au cours de la vie les renseignements les plus utiles et les plus précieux au médecin à qui il sera présenté.

Etablissements Dujardin, 5, rue Jules-Chaplain, Paris-6e

www.ingramcontent.com/pod-product-compliance
Ingram Content Group UK Ltd.
Pitfield, Milton Keynes, MK11 3LW, UK
UKHW022149170726
13837UKWH00004B/1886

9 782329 089058